RI

INGREDIENTS:

DIRECTIONS:

USES:

RECIPE:

INGREDIENTS:

DIRECTIONS:

USES:

RECIPE: _____

INGREDIENTS: _____

_____
_____
_____
_____
_____
_____
_____
_____

DIRECTIONS: _____

_____
_____
_____
_____
_____
_____

USES: _____

_____
_____

RECIPE:

INGREDIENTS:

DIRECTIONS:

USES:

RECIPE: _____

INGREDIENTS: _____

_____
_____
_____
_____
_____
_____
_____
_____
_____

DIRECTIONS: _____

_____
_____
_____
_____
_____
_____
_____

USES: _____

_____
_____

RECIPE:

INGREDIENTS:

DIRECTIONS:

USES:

RECIPE: _____

INGREDIENTS:

_____
_____
_____
_____
_____
_____
_____
_____
_____

DIRECTIONS:

_____
_____
_____
_____
_____
_____
_____

USES:

_____
_____

RECIPE:

INGREDIENTS:

DIRECTIONS:

USES:

RECIPE: _____

INGREDIENTS:
_____
_____
_____
_____
_____
_____
_____
_____

DIRECTIONS:
_____
_____
_____
_____
_____
_____
_____

USES:
_____
_____

RECIPE: _____

INGREDIENTS: _____
_____
_____
_____
_____
_____
_____
_____
_____

DIRECTIONS: _____
_____
_____
_____
_____
_____
_____
_____

USES: _____
_____
_____

RECIPE:

INGREDIENTS:

DIRECTIONS:

USES:

RECIPE: _____

INGREDIENTS:
_____
_____
_____
_____
_____
_____
_____
_____
_____

DIRECTIONS:
_____
_____
_____
_____
_____
_____
_____

USES:
_____
_____

RECIPE: _____

INGREDIENTS: _____
_____
_____
_____
_____
_____
_____
_____
_____

DIRECTIONS: _____
_____
_____
_____
_____
_____
_____
_____

USES: _____
_____
_____

RECIPE: _____

INGREDIENTS:
_____
_____
_____
_____
_____
_____
_____
_____

DIRECTIONS:
_____
_____
_____
_____
_____
_____
_____
_____

USES:
_____
_____

RECIPE: _____

INGREDIENTS: _____
_____
_____
_____
_____
_____
_____
_____
_____
_____

DIRECTIONS: _____
_____
_____
_____
_____
_____
_____
_____

USES: _____
_____
_____

RECIPE:

INGREDIENTS:

DIRECTIONS:

USES:

RECIPE: _____

INGREDIENTS:
_____
_____
_____
_____
_____
_____
_____
_____

DIRECTIONS:
_____
_____
_____
_____
_____
_____
_____

USES:
_____
_____

RECIPE:

INGREDIENTS:

DIRECTIONS:

USES:

RECIPE: _____

INGREDIENTS:
_____
_____
_____
_____
_____
_____
_____
_____

DIRECTIONS:
_____
_____
_____
_____
_____
_____
_____

USES:
_____
_____

RECIPE: _____

INGREDIENTS: _____

_____
_____
_____
_____
_____
_____
_____
_____

DIRECTIONS: _____

_____
_____
_____
_____
_____
_____

USES: _____

_____
_____

RECIPE:

INGREDIENTS:

DIRECTIONS:

USES:

RECIPE:

INGREDIENTS:

DIRECTIONS:

USES:

RECIPE: _____

INGREDIENTS:
_____
_____
_____
_____
_____
_____
_____
_____

DIRECTIONS:
_____
_____
_____
_____
_____
_____
_____

USES:
_____
_____

RECIPE:

INGREDIENTS:

DIRECTIONS:

USES:

RECIPE: _____

INGREDIENTS:
_____
_____
_____
_____
_____
_____
_____
_____

DIRECTIONS:
_____
_____
_____
_____
_____
_____
_____

USES:
_____
_____

RECIPE:

INGREDIENTS:

DIRECTIONS:

USES:

RECIPE: _____

INGREDIENTS: _____

_____
_____
_____
_____
_____
_____
_____
_____

DIRECTIONS: _____

_____
_____
_____
_____
_____
_____
_____

USES: _____

_____
_____

RECIPE:

INGREDIENTS:

DIRECTIONS:

USES:

RECIPE:

INGREDIENTS:

DIRECTIONS:

USES:

RECIPE: _____

INGREDIENTS: _____

_____
_____
_____
_____
_____
_____
_____
_____

DIRECTIONS: _____

_____
_____
_____
_____
_____
_____
_____

USES: _____

_____
_____

RECIPE: _____

INGREDIENTS: _____

_____
_____
_____
_____
_____
_____
_____
_____

DIRECTIONS: _____

_____
_____
_____
_____
_____
_____
_____

USES: _____

_____
_____

RECIPE:

INGREDIENTS:

DIRECTIONS:

USES:

RECIPE:

INGREDIENTS:

DIRECTIONS:

USES:

RECIPE:

INGREDIENTS:

DIRECTIONS:

USES:

RECIPE: _____

INGREDIENTS: _____
_____
_____
_____
_____
_____
_____
_____
_____

DIRECTIONS: _____
_____
_____
_____
_____
_____
_____

USES: _____
_____
_____

RECIPE:

INGREDIENTS:

DIRECTIONS:

USES:

RECIPE: _____

INGREDIENTS:
_____
_____
_____
_____
_____
_____
_____
_____
_____

DIRECTIONS:
_____
_____
_____
_____
_____
_____
_____

USES:
_____
_____

RECIPE:

INGREDIENTS:

DIRECTIONS:

USES:

RECIPE: _____

INGREDIENTS:
_____
_____
_____
_____
_____
_____
_____
_____
_____

DIRECTIONS:
_____
_____
_____
_____
_____
_____
_____
_____

USES:
_____
_____

RECIPE:

INGREDIENTS:

DIRECTIONS:

USES:

RECIPE: _____

INGREDIENTS: _____
_____
_____
_____
_____
_____
_____
_____
_____
_____

DIRECTIONS: _____
_____
_____
_____
_____
_____
_____
_____

USES: _____
_____
_____

RECIPE: _____

INGREDIENTS:
_____
_____
_____
_____
_____
_____
_____
_____
_____

DIRECTIONS:
_____
_____
_____
_____
_____
_____
_____
_____

USES:
_____
_____
_____

RECIPE: _____

INGREDIENTS: _____

_____
_____
_____
_____
_____
_____
_____
_____
_____
_____

DIRECTIONS: _____

_____
_____
_____
_____
_____
_____
_____

USES: _____

_____
_____

RECIPE:

INGREDIENTS:

DIRECTIONS:

USES:

RECIPE: _____

INGREDIENTS: _____
_____
_____
_____
_____
_____
_____
_____
_____
_____

DIRECTIONS: _____
_____
_____
_____
_____
_____
_____
_____
_____

USES: _____
_____
_____

RECIPE: _____

INGREDIENTS: _____

_____
_____
_____
_____
_____
_____
_____
_____

DIRECTIONS: _____

_____
_____
_____
_____
_____
_____
_____
_____

USES: _____

_____
_____

RECIPE: _____

INGREDIENTS: _____
_____
_____
_____
_____
_____
_____
_____
_____

DIRECTIONS: _____
_____
_____
_____
_____
_____
_____

USES: _____
_____
_____

RECIPE: _____

INGREDIENTS:

DIRECTIONS:

USES:

RECIPE:

INGREDIENTS:

DIRECTIONS:

USES:

RECIPE:

INGREDIENTS:

DIRECTIONS:

USES:

RECIPE: _____

INGREDIENTS: _____

_____
_____
_____
_____
_____
_____
_____
_____

DIRECTIONS: _____

_____
_____
_____
_____
_____
_____
_____

USES: _____

_____
_____

RECIPE:

INGREDIENTS:

DIRECTIONS:

USES:

RECIPE: _____

INGREDIENTS: _____

_____
_____
_____
_____
_____
_____
_____
_____
_____
_____

DIRECTIONS: _____

_____
_____
_____
_____
_____
_____
_____
_____
_____

USES: _____

_____
_____

RECIPE: _____

INGREDIENTS: _____

_____
_____
_____
_____
_____
_____
_____
_____

DIRECTIONS: _____

_____
_____
_____
_____
_____
_____
_____

USES: _____

_____
_____

RECIPE: _____

INGREDIENTS: _____

_____
_____
_____
_____
_____
_____
_____
_____
_____
_____

DIRECTIONS: _____

_____
_____
_____
_____
_____
_____
_____
_____

USES: _____

_____
_____

RECIPE:

INGREDIENTS:

DIRECTIONS:

USES:

RECIPE:

INGREDIENTS:

DIRECTIONS:

USES:

RECIPE:

INGREDIENTS:

DIRECTIONS:

USES:

RECIPE:

INGREDIENTS:

DIRECTIONS:

USES:

RECIPE:

INGREDIENTS:

DIRECTIONS:

USES:

RECIPE: _____

INGREDIENTS:
_____
_____
_____
_____
_____
_____
_____
_____

DIRECTIONS:
_____
_____
_____
_____
_____
_____
_____

USES:
_____
_____

RECIPE:

INGREDIENTS:

DIRECTIONS:

USES:

RECIPE: _____

INGREDIENTS: _____
_____
_____
_____
_____
_____
_____
_____
_____
_____

DIRECTIONS: _____
_____
_____
_____
_____
_____
_____
_____

USES: _____
_____
_____

RECIPE: _____

INGREDIENTS:
_____
_____
_____
_____
_____
_____
_____
_____
_____

DIRECTIONS:
_____
_____
_____
_____
_____
_____
_____
_____
_____

USES:
_____
_____

RECIPE: _____

INGREDIENTS:
_____
_____
_____
_____
_____
_____
_____
_____
_____

DIRECTIONS:
_____
_____
_____
_____
_____
_____
_____

USES:
_____
_____
_____

RECIPE: _____

INGREDIENTS:

_____
_____
_____
_____
_____
_____
_____
_____

DIRECTIONS:

_____
_____
_____
_____
_____
_____
_____
_____

USES:

_____
_____

RECIPE: _____

INGREDIENTS: _____

_____
_____
_____
_____
_____
_____
_____
_____
_____

DIRECTIONS: _____

_____
_____
_____
_____
_____
_____
_____

USES: _____

_____
_____

RECIPE:

INGREDIENTS:

DIRECTIONS:

USES:

RECIPE: _____

INGREDIENTS: _____

_____
_____
_____
_____
_____
_____
_____
_____
_____

DIRECTIONS: _____

_____
_____
_____
_____
_____
_____
_____

USES: _____

_____
_____

RECIPE: _____

INGREDIENTS: _____
_____
_____
_____
_____
_____
_____
_____

DIRECTIONS: _____
_____
_____
_____
_____
_____
_____
_____

USES: _____
_____
_____

RECIPE:

INGREDIENTS:

DIRECTIONS:

USES:

RECIPE:

INGREDIENTS:

DIRECTIONS:

USES:

RECIPE: _____

INGREDIENTS:
_____
_____
_____
_____
_____
_____
_____
_____
_____

DIRECTIONS:
_____
_____
_____
_____
_____
_____
_____
_____

USES:
_____
_____

RECIPE:

INGREDIENTS:

DIRECTIONS:

USES:

RECIPE: _____

INGREDIENTS: _____
_____
_____
_____
_____
_____
_____
_____
_____
_____
_____

DIRECTIONS: _____
_____
_____
_____
_____
_____
_____
_____
_____

USES: _____
_____
_____

RECIPE:

INGREDIENTS:

DIRECTIONS:

USES:

RECIPE:

INGREDIENTS:

DIRECTIONS:

USES:

RECIPE:

INGREDIENTS:

DIRECTIONS:

USES:

RECIPE: _____

INGREDIENTS: _____

_____
_____
_____
_____
_____
_____
_____
_____
_____
_____
_____

DIRECTIONS: _____

_____
_____
_____
_____
_____
_____
_____
_____
_____

USES: _____

_____
_____

RECIPE:

INGREDIENTS:

DIRECTIONS:

USES:

RECIPE: _____

INGREDIENTS: _____

_____
_____
_____
_____
_____
_____
_____
_____
_____

DIRECTIONS: _____

_____
_____
_____
_____
_____
_____
_____
_____

USES: _____

_____
_____

RECIPE:

INGREDIENTS:

DIRECTIONS:

USES:

RECIPE: _____

INGREDIENTS: _____

_____
_____
_____
_____
_____
_____
_____
_____
_____
_____

DIRECTIONS: _____

_____
_____
_____
_____
_____
_____
_____
_____

USES: _____

_____
_____

RECIPE:

INGREDIENTS:

DIRECTIONS:

USES:

RECIPE: _____

INGREDIENTS: _____
_____
_____
_____
_____
_____
_____
_____
_____
_____
_____

DIRECTIONS: _____
_____
_____
_____
_____
_____
_____
_____
_____
_____

USES: _____
_____
_____

RECIPE:

INGREDIENTS:

DIRECTIONS:

USES:

RECIPE:

INGREDIENTS:

DIRECTIONS:

USES:

RECIPE:

INGREDIENTS:

DIRECTIONS:

USES:

RECIPE: _____

INGREDIENTS: _____

_____
_____
_____
_____
_____
_____
_____
_____
_____

DIRECTIONS: _____

_____
_____
_____
_____
_____
_____
_____

USES: _____

_____
_____

RECIPE:

INGREDIENTS:

DIRECTIONS:

USES:

RECIPE: _____

INGREDIENTS:
_____
_____
_____
_____
_____
_____
_____
_____
_____
_____
_____

DIRECTIONS:
_____
_____
_____
_____
_____
_____
_____
_____
_____

USES:
_____
_____

RECIPE:

INGREDIENTS:

DIRECTIONS:

USES:

RECIPE:

INGREDIENTS:

DIRECTIONS:

USES:

RECIPE:

INGREDIENTS:

DIRECTIONS:

USES:

RECIPE: _____

INGREDIENTS: _____
_____
_____
_____
_____
_____
_____
_____
_____
_____

DIRECTIONS: _____
_____
_____
_____
_____
_____
_____
_____

USES: _____
_____
_____

RECIPE:

INGREDIENTS:

DIRECTIONS:

USES:

RECIPE:

INGREDIENTS:

DIRECTIONS:

USES:

RECIPE:

INGREDIENTS:

DIRECTIONS:

USES:

RECIPE: _____

INGREDIENTS: _____

_____
_____
_____
_____
_____
_____
_____
_____
_____

DIRECTIONS: _____

_____
_____
_____
_____
_____
_____
_____

USES: _____

_____
_____

RECIPE:

INGREDIENTS:

DIRECTIONS:

USES:

Made in the USA
San Bernardino, CA
22 August 2019